Regina Romero
Flor Serrano

Conocimiento sobre autocuidado de pacientes renales

Regina Romero
Flor Serrano

Conocimiento sobre autocuidado de pacientes renales

Efectividad de un programa educativo

Editorial Académica Española

Cover image: www.ingimage.com

Publisher:
Editorial Académica Española
is a trademark of
Dodo Books Indian Ocean Ltd. and OmniScriptum S.R.L publishing group

120 High Road, East Finchley, London, N2 9ED, United Kingdom
Str. Armeneasca 28/1, office 1, Chisinau MD-2012, Republic of Moldova, Europe
Managing Directors: Ieva Konstantinova, Victoria Ursu
info@omniscriptum.com

Printed at: see last page
ISBN: 978-620-0-02251-6

ARTÍCULO CIENTÍFICO

"Efectividad del programa educativo en el conocimiento sobre autocuidado de pacientes renales"

AUTORAS : **Ms. Romero Atilano, Regina Patricia**

Ms. Serrano Rojas, Flor de María

TRUJILLO - PERU

2024

ÍNDICE

RESUMEN

Investigación cuantitativa preexperimental, que tuvo como objetivo determinar la efectividad del programa educativo en el conocimiento sobre autocuidado del paciente con enfermedad renal crónica en etapa de Pre diálisis en el Hospital Víctor Lazarte Echegaray EsSalud. La población muestral estuvo constituida por 35 pacientes que pertenecían al programa, y que cumplieron los criterios de selección. Para la recolección de datos se usó el "Test sobre el nivel de conocimiento de autocuidado del paciente con insuficiencia renal crónica" aplicado antes (pre) y después (post) que el paciente haga uso de la observación directa del material educativo visual "Me cuido en Pre diálisis" elaborado por las autoras teniendo como sustento a la Teoría de Autocuidado de Dorothea Orem. La intervención se hizo en cinco momentos, además para la significancia estadística se usó la prueba T-Student. En los resultados se obtuvo que el nivel de conocimiento antes de la intervención tuvo un predominio deficiente y en el post test se vio que el 100% correspondían a nivel entre regular y eficiente, concluyendo así que existió efectividad en el programa educativo del 100% ($p<0.05$).

Palabras clave: intervención educativa; conocimiento; autocuidado; enfermedad renal crónica; diálisis.

ABSTRACT

Pre-experimental quantitative research, which aimed to determine the effectiveness of the educational program in the knowledge about self-care of the patient with chronic kidney disease in the Pre-dialysis stage at the Víctor Lazarte Echegaray EsSalud Hospital. The sample population consisted of 35 patients who belonged to the program and who met the selection criteria. For data collection, the "Test on the level of self-care knowledge of the patient with chronic kidney failure" was used, applied before (pre) and after (post) the patient makes use of direct observation of the visual educational material "I take care of myself." in Pre-dialysis" prepared by the authors based on Dorothea Orem's Self-Care Theory. The intervention was carried out in five moments, and the Student's T test was also used for statistical significance. The results showed that the level of knowledge before the intervention had a poor predominance and in the post-test it was seen that 100% corresponded to a level between regular and efficient, thus concluding that there was 100% effectiveness in the educational program ($p<0.05$)..

Keywords: educative intervention; knowledge; self-care; chronic kidney disease; dialysis.

I. INTRODUCCIÓN

La enfermedad renal crónica (ERC) se ha concretizado en un problema de salud pública debido a que afecta a cerca de 13.4% de habitantes a nivel mundial es decir a más de 800 millones de individuos; dentro de los cuales más del 10% corresponden a pacientes en estadio 3a, 3b, 4 y 5; conjuntamente la ERC representa una de las principales causas tempranas de morbilidad y mortalidad en los últimos 20 años mostrando un incremento de casi el 50% de casos desde el siglo XX hasta la actualidad (Kovesdy, 2022; Cockwell y Fisher, 2020).

Los casos de ERC en el Perú también se han visto en aumento desde el periodo 2020-2021, siendo casi el 14% de personas en el país las afectadas por esta enfermedad. Además, se calculó una prevalencia estimada de 3 084 212 habitantes mayores de 18 años para los estadios 3, 4 y 5, de los cuales 19135 ya reciben terapia de reemplazo renal al 2021 y 16 422 se encuentran recibiendo hemodiálisis. Solo EsSalud, cuenta con una población adscrita de 6 293 871 asegurados, y la población esperada de pacientes renales entre estadio 3 a 4 es de 822 609 y de 6294 para el estadio 5; sin embargo, la cantidad observada superó las cifras ascendiendo a 12 525 casos de pacientes en el último estadio renal (Loza, 2022).

Cuando la persona es diagnostica con ERC en estadio 5 se le prepara para el tratamiento de hemodiálisis y eso implica que lleve un tipo de autocuidado especial ya que su calidad de vida también se verá disminuida (Renz et al., 2020).

Por ello el paciente debe adquirir una serie de conocimientos en su preparación para ser sometido a hemodiálisis, conocimientos que serán proporcionados por el personal asistencial, encabezado por enfermería y que van a incluir las dimensiones de autocuidado del paciente en cuanto a su alimentación, ejercicio, sueño, en el manejo de su acceso vascular y tratamiento al cual será sometido, así como en su autopercepción. Al estar informado oportunamente se evitará posibles complicaciones, así como problemas de estrés, ansiedad o síndromes depresivos (Díaz et al., 2022).

Dorotea Orem plantea la teoría del autocuidado, la cual es entendida como el conjunto de actividades que realiza el paciente adulto por su propia voluntad con la finalidad de mantener un buen funcionamiento y un estado de salud óptimo y cuando hay un déficit de este es el profesional de enfermería el que ayudará a mejorar las prácticas para seguir estando sano a través de los requisitos de autocuidado (Raile y Marriner, 2022).

El autocuidado es un sistema de acción que se va aprendiendo y desarrollando constantemente de acuerdo a como cambie el estado de salud de la persona y se perfecciona con el tiempo, además podrá el paciente sustentarse y beneficiarse de la información que enfermería pueda proporcionar. El autocuidado del paciente que será sometido a diálisis va a implicar cambios y acciones de su propio cuidado a nivel de 5 dimensiones principales que son: funcionamiento renal, la alimentación, el ejercicio, el sueño, adherencia al tratamiento terapéutico y su autoestima, relacionados en parte a los mencionados en la teoría de Orem cuando se enfoca al mantenimiento de aporte de alimentos, de agua, el equilibrio entre descaso y actividad y la interacción social con el bienestar humano (Raile y Marriner, 2022).

La presente investigación permitirá ampliar la información de la variable de conocimiento en autocuidado y evaluar que tan efectivos resultan los programas educativos, además que servirá de referente empírico para futuros trabajos de investigación, como justificación metodológica se creó un plan educativo sobre todas las dimensiones que se deseaban abordar y el material educativo fue de fácil comprensión para el paciente.

Asimismo, el trabajo de investigación tuvo un efecto positivo en el paciente ya que mejoró los conocimientos que posee, así como también se contribuyó a la labor educativa de enfermería y a enfatizar la importancia y necesidad de impartir conocimientos a través de programas educativos y cómo estos favorecerán la creación de prácticas protectoras de autocuidado y reducirán a la vez la morbimortalidad del paciente.

Por lo tanto, el objetivo general fue evaluar la efectividad del programa educativo en el conocimiento sobre autocuidado del paciente con enfermedad renal crónica en etapa de Pre diálisis en el Hospital Víctor Lazarte Echegaray EsSalud, 2019.

II. METODOLOGÍA

La investigación es de tipo cuantitativa, preexperimental. Se llevó a cabo en una población muestral de treinta y cinco pacientes que formaron parte del programa de Pre diálisis del Hospital Víctor Lazarte Echegaray, en los meses de agosto a octubre de 2019; que cumplieron con los criterios de inclusión de ser mayores de 18 años, aceptar participar libremente de la investigación y de no presentar ninguna limitación audiovisual.

Para la recolección de datos se aplicó un cuestionario antes (pre) y después (post) que el paciente haga uso de la observación directa del material educativo visual "Me cuido en Pre diálisis" elaborado por las autoras teniendo como sustento a la Teoría de Autocuidado de Dorothea Orem.

El "Test sobre el nivel de conocimiento de autocuidado del paciente con insuficiencia renal crónica" elaborado por Napan en el 2004, consta de 30 preguntas que presentan 5 alternativas de respuesta, obteniendo puntaje de 1 si la respuesta es correcta o 0 si es incorrecta; la clasificación final será mediante tres niveles de conocimiento: eficiente (de 21 a 30 puntos), regular (de 16 a 20 puntos) y deficiente (0 a 15 puntos).

La validación externa del instrumento fue a través de juicio de expertos (2 enfermeras especialistas en nefrología y 1 psicólogo) y la interna a través de la Correlación de Pearson habiéndose obtenido un valor de correlación de 0.645 y probabilidad de 0.000 por lo que es altamente significativo; la confiabilidad se determinó a través del coeficiente de Alpha de Cronbach con un de 0.865 resultado confiable.

La recolección de datos se realizó en cinco momentos: primero se solicitó el permiso a dirección y jefaturas del HVLE para ejecutar la investigación; en un segundo momento se comenzó con la aplicación de pre test de los pacientes seleccionados que cumplieron criterios de inclusión y firmaron el consentimiento informado previamente; en un tercer momento se comenzó con el desarrollo del Programa Educativo divido a su vez en 5 sesiones de 20 minutos cada una, 1 por semana en relación a cada dimensión del autocuidado; en un cuarto momento se procedió a la aplicación del post test y finalmente en un quinto momento de analizó estadísticamente mediante T-Student y se tabuló los resultados con el programa SPSS versión 25, para luego elaborar el informe final y entregar un ejemplar a la institución que facilitó el trabajo realizado.

III. RESULTADOS Y DISCUSIÓN

Tabla 1

Dimensión	Nivel de conocimiento (Pre test)						Total	
	Deficiente		Regular		Eficiente			
	N°	%	N°	%	N°	%	N°	%
Funcionamiento renal	19	54	15	43	1	3	35	100
Nutrición	20	57	13	37	2	6	35	100
Ejercicio	14	40	15	43	6	17	35	100
Sueño	2	6	23	66	10	29	35	100
Autoestima	0	0	24	69	11	31	35	100
Adherencia al tratamiento farmacológico	22	63	13	37	0	0	35	100

Nivel de Conocimiento (Pre test) sobre autocuidado del paciente con enfermedad renal crónica, en etapa de Pre diálisis, en el HVLE-EsSalud, 2019.

En la tabla 1 se encuentra el nivel de conocimiento del paciente en pre diálisis sobre su autocuidado, el cual fue evaluado mediante un pre test antes de la intervención del programa educativo, donde se encontró en la dimensión de funcionamiento renal un nivel de conocimiento deficiente con 54%, regular con 43% y eficiente en 3%; en la dimensión nutrición el 57% tuvo nivel deficiente de conocimiento, el 37% regular y el 6% eficiente; en relación al ejercicio el 43% fue para un conocimiento regular, 40% deficiente y 17% eficiente; en la dimensión sueño los mayores niveles de conocimiento fueron para regular con 69% y eficiente 29% siendo solo el 6% deficiente; en la dimensión autoestima el 69% tuvo nivel regular de conocimiento y 31% eficiente; finalmente para la dimensión de adherencia al tratamiento solo se encontraron niveles deficiente (63%)y regular (37%) de conocimiento.

Se ve por lo tanto un predominio de la mayoría de los 35 pacientes que presentaron niveles deficientes de conocimiento en cuanto actividades de autocuidado. Estudios similares como el elaborado por Garrido (2020) en el Salvador también mostraron que cantidades representativas de pacientes desconocen algunos aspectos sobre su cuidado del catéter por ejemplo 100% no conocía reconocer los signos de alarma, 64% desconocía que debía evitar manipular el catéter, 55% no tenía el conocimiento sobre cómo mantener una higiene adecuada corporal; y 45% consideraba a las caminatas innecesarias y no lo relacionaba con su salud; 91% desconocía la importancia de los programas educativos y de la importancia de mantener una buena convivencia.

De igual forma un estudio realizado por Damían (2022) en Chiclayo Perú también mostró que de los 60 participantes el 35% del total tuvieron un nivel de conocimiento deficiente. Sin embargo, Shrestha y Rajbanshi (2016), cuando investigaron el conocimiento de autocuidado en las dimensiones de fístula, dieta, peso, ejercicio y monitoreo de presión arterial la media de conocimiento obtenido fue alta se obtuvo 81 puntos de 90 posibles, reflejando entre buenos a excelentes conocimientos en casi todos los participantes.

El conocimiento es entendido como la capacidad que le admite al ser humano percibir mejor a su entorno y la naturaleza que lo rodea, haciendo uso para ello de su observación y experiencia, es de ahí que surge lo que se denomina conocimiento a priori, este conocimiento va a ser posible gracias a un proceso de razonamiento propio de la persona, sin embargo, en ocasiones se presenta con mayor fuerza cuando se enfrenta la situación u objeto y se crea una interrelación, en el caso de los pacientes en pre diálisis ellos recién reciben la noticia de un tratamiento y se enfrentan a algo desconocido que nunca antes habían podido vivir de forma personal, ellos aún están en un proceso de preparación para la hemodiálisis, es por ello que puede justificarse en que la mayoría de pacientes antes de recibir algún tipo de educación no posean los conocimientos suficientes del autocuidado que deberán tener (Neill y Cortez, 2018).

En base a lo encontrado se destaca la necesidad educativa del paciente cuando está en pre diálisis, porque el ingreso al programa sumado al desconocimiento de su enfermedad y autocuidado que deberá tener desde el primer día de tratamiento puede llevarlo a niveles elevados de trastornos psicológicos, así como elevación de niveles de morbimortalidad que podría perjudicar aún más su salud y bienestar y es ahí donde enfermería debe actuar, brindando los conocimientos básicos de autocuidado.

Tabla 2

Dimensión	Nivel de conocimiento (Post test)						Total	
	Deficiente		Regular		Eficiente			
	N°	%	N°	%	N°	%	N°	%
Funcionamiento renal	0	0	9	26	26	74	35	100
Nutrición	0	0	4	11	31	89	35	100
Ejercicio	0	0	6	17	29	83	35	100
Sueño	0	0	0	0	35	100	35	100
Autoestima	0	0	0	0	35	100	35	100
Adherencia al tratamiento farmacológico	0	0	5	14	30	86	35	100

Nivel de Conocimiento (Post test) sobre autocuidado del paciente con enfermedad renal crónica, en etapa de Pre diálisis, en el HVLE-EsSalud, 2019.

En la tabla 2 se encuentra el nivel de conocimiento del paciente en pre diálisis sobre su autocuidado, el cual fue evaluado mediante un post test realizado luego de la intervención del programa educativo, en el cual se encontró en la dimensión de funcionamiento renal un nivel de conocimiento eficiente de 74% y regular de 26%; en la dimensión de nutrición el 89% alcanzó un nivel eficiente de conocimiento y 11% fue regular; en la dimensión de ejercicio el 83% fue nivel eficiente y 17% regular; para las dimensiones de sueño y autoestima se alcanzó un conocimiento eficiente al 100% y finalmente en la dimensión de adherencia al tratamiento farmacológico el 86% de paciente tuvo nivel eficiente de conocimiento y solo 14% regular.

Existen estudios que encontraron resultados similares como el ejecutado por Palomares y Fernández (2021) quienes encontraron niveles de conocimiento sobre autocuidado en el acceso vascular de 48.9% regular y 42.2% bueno y solo 4 de los 45 participantes tuvieron un nivel deficiente, Sousa et al (2021) por su parte en su investigación sobre el conocimiento de pacientes en hemodiálisis sobre autocuidado de su acceso vascular halló que también más de la mitad de participantes alcanzaron adecuados conocimientos (63%).

También concuerda con el estudio de Hafezieh et al. (2020), porque las puntuaciones de la variable conocimiento del autocuidado en paciente con tratamiento de hemodiálisis alcanzó una media de 16.15 (de un mínimo de 3 y máximo de 22) por lo que fueron conocimientos entre regulares y buenos con mayor proporción.

Se puede observar de forma general en los resultados de la segunda tabla que ninguna dimensión presentó nivel deficiente mejorando ampliamente los conocimientos al intervenir enfermería con el programa educativo.

El conocimiento se compone de cuatro elementos, el sujeto, objeto, operación y representación mental, luego de ellos se adquiere lo que se denomina el conocimiento "a posteriori", que sería el que tiene actualmente el paciente en estudio; además existen tres niveles en el proceso de conocer, el primer lugar el conocimiento sensible, en el cual se detalla como la persona adquiere información a través de sus sentidos, como en este estudio que se dio a través de las ayudas audiovisuales presentadas en el programa educativo que facilitaron la acumulación de información en la mente de la persona y la ambientación del ambiente para que escuchen con claridad la información; el segundo nivel es el conocimiento conceptual, en el cual se ve reflejado el proceso de como el paciente adquiere los saberes en base a los sentidos y utiliza un razonamiento único para interiorizar la nueva información que recibió, para lograrlo el personal de enfermería debe buscar las formas en que el paciente comprenda sobre lo que se le educa, el nivel de conocimiento holístico se consigue cuando se tiene un entendimiento universal y completo de la información obtenida que se logrará en un periodo de tiempo un poco más extenso y mientras más educación se reciba y se enfatice el tema mejor será la adherencia del conocimiento (Neill y Cortez, 2018).

El paciente con ERC por lo tanto deberá saber varios aspectos en detalle de su autocuidado. Primero debe comprender que el riñón cumple funciones de excreción, endocrinas y metabólicas, cuando se presenta la enfermedad renal la función renal disminuye y se altera toda su estructura funcional por lo que para mantener la vida la persona deberá reemplazar esa función con la hemodiálisis para lo cual deberá acudir un promedio de 3 veces por semana a una institución de salud, cambiando su estilo y rutina de vida (Theodorou et al., 2020).

El paciente con enfermedad renal también tendrá que tener cuidado tanto en problemas generados por déficit o exceso de nutrientes, debe medirse en todo momento la cantidad de ingesta sobre todo de proteínas (se recomienda las de alta calidad como carne, pescado y huevos) y calorías (evitando mantequillas, caramelos, azúcar, mermelada, grasas saturadas y trans en general por obstrucción de arterias), la elección de su dieta marcará diferencia en su calidad de vida porque a mayor acumulación de toxinas más será el riesgo de enfermar, el paciente debe conocer que el principal control dietético debe darse en alimentos o bebidas que contengan fósforo (menos de 1000 gr al día, su exceso debilita los huesos por pérdida de calcio), potasio (menos de 2000 gr al día, en gran cantidad acelera la frecuencia cardiaca y las sesiones de hemodiálisis) o sodio (menos de 2000 gr al día presentes en la sal, condimentos, comida enlatadas o congelada) en exceso, además la mayoría de alimentos deberán dializarse antes de su consumo, también deberá controlar la ingesta de líquidos porque puede acumularse en el cuerpo ocasionando edemas, variaciones en presión arterial, esfuerzo cardiaco y problemas respiratorios (National Institute of Diabetes and Digestive and Kidney Diseases, 2016; Paresh, 2019; Sellarés y Rodríguez, 2022).

El trastorno del sueño va a ser en algunos casos frecuente en el paciente debido a problemas respiratorios secundarios a la enfermedad renal que interrumpirán el ciclo de sueño del paciente, o también como producto del temor y preocupación por su enfermedad así como el pensamiento de dependencia por vivir gracias a una máquina les genera insomnio, en lo que respecta a su actividad física también se verá limitada debido a los cambios cardiovasculares y músculo esqueléticos que conllevarán a una mala condición física general que a su vez ocasiona limitaciones en la capacidad de trabajo y de cargas de peso o movimientos, sin embargo a pesar de la existencia de las limitaciones el paciente debe mantener un mínimo de actividad evitando el sedentarismo debido a que la reducción de ejercicio origina mayor riesgo de mortalidad y un deterioro mucho más rápido de su salud (Theodorou et al., 2020; Zhang et al., 2022).

Los cuidados que debe tener el paciente en cuanto al acceso vascular van a determinar la eficacia o fracaso del tratamiento ya que tanto el catéter venoso central como las fístulas arteriovenosas son bases en la hemodiálisis; como punto principal se encuentra la asepsia que se debe asumir en el catéter por el riesgo de infección al tener ingreso al torrente sanguíneo por ello las principales acciones de autocuidado incluye el lavado de manos antes y después de tocar el acceso, mantener limpio el borde desinfectando con alcohol, revisar siempre el punto de inserción visualizando que no esté rojo, con moretones o algún tipo de secreción, no permitir la toma de presión arterial en el brazo portador del catéter ni cargar más de 4.5 kilos, tener cuidado en que nadie golpee bruscamente el sitio del catéter, así como tener un uso exclusivo para el proceso de diálisis evitando incluso extracciones sanguíneas (Rivera et al., 2020).

Otro aspecto que debe cuidar la persona es su propia autoestima y autopercepción; esto a causa de que cuando a un paciente se le da la noticia que será sometido a hemodiálisis se vienen a su mente múltiples pensamientos negativos y se puede llegar a distorsionar incluso la imagen mental de su cuerpo, las causas principales debido a la presencia del catéter vascular, la pérdida del riñón, el cambio en colocación de piel (por aumento de urea) o palidez (por anemia) o el aumento de peso (por retención de líquidos), por ello es que frente a estos cambios el paciente debe buscar adaptarse y alcanzar un bienestar mental ayudándose de su círculo social próximo, sobretodo en su familia, como un soporte ante este nuevo proceso de enfermedad (Biçer y Demir, 2020).

Debido a eso es importante que no solo se brinde una sola sesión educativa, sino que la educación sea constante y repetitiva para así conseguir un conocimiento eficiente en la totalidad de las dimensiones y no solo en algunas.

Tabla 3

Efectividad	N°	%
No efectivo	0	0.0
Efectivo	35	100.0
Total	35	100.0

Efectividad del programa educativo sobre autocuidado del paciente con enfermedad renal crónica, en etapa de Pre diálisis en el HVLE-EsSalud, 2019.

En la tabla 3 se visualizó el efecto que tuvo el programa educativo sobre autocuidado realizado por el profesional de enfermería en pacientes que se encontraban en pre diálisis, el cual resultó efectivo en los 35 participantes, es decir, al 100%, confirmado por la prueba de T de Student con un valor <0.050 determinando significancia estadística.

Existen diversos estudios que también evidencian efectividad en los programas educativos como los elaborados por Alarcón (2019), que al investigar en 23 pacientes que presentaban acceso vascular y se encontraban en tratamiento de hemodiálisis el incremento de conocimientos fue de un 17 a un 74%, por lo cual si fue efectiva la intervención; Mejía (2021), de igual forma en su estudio con 67 pacientes en hemodiálisis demostró que al aplicar el programa educativo se subió de un nivel de conocimiento de 70% a un 100%; y Muchaypiña (2023) demostró igualmente la influencia positiva secundaria a la intervención educativa realizada en los pacientes sobre el conocimiento de autocuidado logrando que los 55 pacientes consigan un nivel de conocimiento alto (100%).

Todos estos resultados solo siguen demostrando el rol fundamental y trascendental que tiene enfermería en la intervención educativa que realiza en los diversos programas a los que pertenece el paciente sometido a diálisis y debido a ello es importante que el profesional de enfermería se encuentre con las competencias necesarias para educar y estar en la capacidad de brindar conocimientos válidos, correctos y del nivel que los pacientes necesiten (Sapria et al., 2022).

Los programas educativos permiten un acercamiento mayor a la sociedad y población debido a que existe un intercambio de conocimientos, su cultura, pensamientos y dudas, permitiendo más proximidad entre la enfermera y el paciente, eliminando barreras comunicativas y favoreciendo que el nivel de conocimiento del paciente se mantenga siempre entre regular y alto, así como actualizado (Yevilao, 2019).

El hecho que el paciente desde la Pre diálisis alcance altos niveles en conocimiento sobre su autocuidado tiene implicancias positivas en su salud debido a que si desde un inicio sigue los cuidados necesarios va a verse reducida la probabilidad de presentar algún tipo de complicación y por lo tanto disminuyen los índices de morbilidad y mortalidad que pueda presentar, es así que esta función de educación no debe pasar nunca desapercibida y debe convertirse en una de las prioridades en el cuidado que brinda el profesional de enfermería al paciente, debe mantenerse constante en el tiempo y no debe dejarse de impartir nunca, ya que el conocimiento es cambiante y tanto la enfermera como el paciente deben actualizarse y complementarse.

IV. CONCLUSIONES

Se obtuvo que el programa educativo en el conocimiento de pacientes renales en Pre diálisis sobre autocuidado es efectivo (p=0.0000) y además el nivel de conocimiento antes del programa tuvo un predominio deficiente en su mayoría mientras que después del programa la mayoría fue eficiente.

V. REFERENCIAS BIBLIOGRÁFICAS

Alarcón Fernández, S.F. (2019). Efectividad de un programa educativo en el incremento de conocimientos sobre el autocuidado del acceso vascular en pacientes sometidos a hemodiálisis en un Hospital de Lima, 2018 [Tesis de licenciatura]. https://cybertesis.unmsm.edu.pe/handle/20.500.12672/10289#:~:text=La%20conclusi%C3%B3n%20es%20que%20se,el%20conocimiento%20de%20los%20pacientes.

Biçer, S. y Demir, G. (2020). Determinación de la percepción de la imagen corporal y la satisfacción con la vida en pacientes sometidos a hemodiálisis. Journal of novel physiotherapy, 4, 016-21. 10.29328/journal.jnpr.1001032

Cockwell, P. y Fisher, L.A. (2020). The global burden of chronic kidney disease. The lancet, 395, 662-664. https://doi.org/10.1016/S0140-6736(19)32977-0

Palomares Almonacid, C.R. y Fernández Coveñas, M. (2021). Conocimiento de Autocuidado y Actitud de los Pacientes Frente a la Terapia de Hemodialisis en la Clinica los Cipreses, Lima 2021[Tesis de licenciatura]. http://repositorio.unid.edu.pe/bitstream/handle/unid/234/T117_07647303_T%20%20T117_45039872_T.pdf?sequence=1&isAllowed=y

Damían Salés, S.E. (2022). Nivel de conocimientos sobre autocuidado y su relación en la práctica diaria del paciente con enfermedad renal crónica [Tesis de Licenciatura]. https://repositorio.uss.edu.pe/bitstream/handle/20.500.12802/9414/Dami%C3%A1n%20Sal%C3%A9s%2C%20Sadith%20Elizabeth.pdf?sequence=1&isAllowed=y

Díaz Rodríguez, L., Cernadas Rodríguez, S., Díez Maza, N., Fernández Venero, L. y Martins Derreira, C.R. (2022). La calidad de vida del paciente geriátrico sometido a hemodiálisis. Dialnet, 6(36), 30-33. https://dialnet.unirioja.es/servlet/articulo?codigo=8784164

Garrido Calles, D.E. (2020). Conocimientos, actitudes y prácticas de usuarios acerca de cuidados de accesos vasculares temporales para tratamiento sustitutivo. Programa de Hemodiálisis. Hospital Nacional San Pedro, Usulután, El Salvador. ABRIL 2019 [Tesis de maestría]. https://repositorio.unan.edu.ni/13646/1/t1133.pdf

Kovesdy, C.P. (2022). Epidemiology of chronic kidney disease: an update 2022. Kidney Int Suppl, 12(1), 7-11. 10.1016/j.kisu.2021.11.003

Loza, C. (2022). Situación de la enfermedad renal crónica en el Perú y análisis de la mortalidad por falla renal durante la pandemia del covid 19. https://www.spn.pe/archivos/SITUACION-DE-LA-ENFEREMEDAD-RENAL-CRONICA-EN-EL-PERU-2020-2021.pdf

National Institute of Diabetes and Digestive and Kidney Diseases,(2016). Eating & Nutrition for Hemodialysis. https://www.niddk.nih.gov/health-information/kidney-disease/kidney-failure/hemodialysis/eating-nutrition#:~:text=Renal%20dietitians%20encourage%20most%20people,amounts%20of%20sodium%20and%20phosphorus.

Neill, D.A. y Cortez Suárez, L. (2018). Procesos y fundamentos de la investigación científica. (1° ed.). Editorial UTMACH. http://repositorio.utmachala.edu.ec/bitstream/48000/12498/1/Procesos-y-FundamentosDeLainvestiagcionCientifica.pdf

Paresh Kumar, J. (2019). Dieta y nutrición para pacientes renales. https://healthlibrary.askapollo.com/diet-and-nutrition-for-dialysis-patients/

Raile Alligood, M. y Marriner Tomey, A. (2022). Modelos y teorías de enfermería. (10 ed.). Elsevier.

Renz Pretto, C., Winkelmann, E.R., Hildebrandt, L.M., Barbosa, D.A., Colet, C.F. y Stumm, E.M.F. (2020). Quality of life of chronic kidney patients on hemodialysis and related factors. Rev. Latino-Am. Enfermagem, 28: e3327. http://dx.doi.org/10.1590/1518-8345.3641.3327.

Rivera Moreira, E., Franco Fernández, M., Enríquez Cali, O., y Toro Espinoza, M. (2020). Cuidados del acceso vascular para hemodiálisis. RECIAMUC, 4(1), 325-332. doi:10.26820/reciamuc/4.(1).enero.2020.325-332

Sapria, N.D., Ting Ng, Y., Xi Wu, V., y Klainin Yobas, P. (2022). Effectiveness of educational interventions on evidence-based practice for nurses in clinical settings: A systematic review and meta-analysis. Nurse education today, 111, 105295. https://doi.org/10.1016/j.nedt.2022.105295.

Shrestha y Rajbanshi. (2016). Conocimiento de autocuidado entre pacientes con enfermedad renal crónica sometidos a hemodiálisis de mantenimiento. https://www.semanticscholar.org/paper/Self-Care-Knowledge-among-Chronic-Kidney-Disease-Shrestha-Rajbanshi/992a629f6473226c62768d7f8444b605290beb43

Sellarés, V.L. y Rodríguez, D.L. (2022). Nutrición en la enfermedad renal crónica. Nefrología al día, ISSN: 2659-2606. https://www.nefrologiaaldia.org/220

Sousa Silva, G.A., Nogueira Cardoso, N., Ribeiro da Costa, A., Amaral Medeiros, M., Nader Abed, Y., Mendes Rezende, L.C., Coelho Cyríaco, M., Braga Rossi, R., Rodrigues de Paulo, M., Silva da Paixão, M.R., Oliveira de Moura Rigonato, G., João Victor de Jesus, F., Paes de Rezende, L., Farinha Bittar, R. y Correia Neves, S. (2021). LEVEL OF KNOWLEDGE

ABOUT SELF-CARE WITH AVF IN FREQUENT CHRONIC KIDNEY PATIENTS IN A HEMODIALYSIS CLINIC IN SOUTHWESTERN GOIANO. International Journal of Development Research, 11(10), 50789-50793. https://doi.org/10.37118/ijdr.22697.10.2021

Theodorou, V., Karetsi, E., Daniil, Z., Gourgoulianis, K. I., y Stavrou, V. T. (2020). Physical Activity and Quality of Sleep in Patients with End-Stage Renal Disease on Hemodialysis: A Preliminary Report. Sleep disorders, 2020, 6918216. https://doi.org/10.1155/2020/6918216

Zhang, F., Wang, H., Wang, W. y Zhang, H. (2022). The Role of Physical Activity and Mortality in Hemodialysis Patients: A Review. Front Public Health. 10, 818921. 10.3389/fpubh.2022.818921.

Yevilao Alarcón, A.E. (2019). Programas educativos: ¿EN QUÉ SE HA BASADO SU CONSTRUCCIÓN DURANTE LA ÚLTIMA DÉCADA?. International Journal of Developmental and Educational Psychology, 4(1), 387-398. https://www.redalyc.org/journal/3498/349861666038/html/

ANEXOS

ANEXO 1: TEST SOBRE EL NIVEL DE CONOCIMIENTO DE AUTOCUIDADO DEL PACIENTE CON INSUFICIENCIA RENAL CRÓNICA.

(Napan, 2004)

Edad:..........................

Grado de Instrucción...........................

INSTRUCCIONES:

Responda a las siguientes preguntas encerrando en un círculo las respuestas que usted considere la alternativa más indicada

I. FUNCIONAMIENTO RENAL

1. **¿Para qué sirven los riñones?**

   a) Para regular el metabolismo de las grasas

   b) Excretar los desechos mediante la orina

   c) Regular la homeostasis del cuerpo

   d) Para regular la circulación sanguínea

   e) Para regular el volumen de fluidos extracelulares Son ciertas:

   I. a,b,c II. b,c,e III. b,c,d IV. c,d,e

   V. a,c,e

2. **¿Qué quiere decir que una persona tiene una enfermedad renal crónica terminal?**

   a) Insuficiencia parcial del funcionamiento de los riñones

   b) Los riñones funcionan adecuadamente

   c) La producción de orina es inadecuada

   d) Insuficiencia total o casi total en el funcionamiento de los riñones

   e) Insuficiencia renal por un corto periodo

3. **¿Qué enfermedades empeoran el funcionamiento de los riñones y pueden causar una enfermedad renal crónica?**

   a) Hepatitis, diabetes

   b) Hipertensión, Gastritis

   c) Diabetes, hipertensión

   d) Hepatitis, ITU

   e) N.A

4. **¿Cómo se puede detectar la enfermedad renal crónica?**

   a) Mediante pruebas de sangre y orina

   b) Mediante electrocardiograma y examen físico

   c) Mediante pruebas de sangre y ecografía

   d) Sólo mediante examen físico

   e) N.A.

5. ¿Qué pasa cuando los riñones dejan de funcionar totalmente porque la Enfermedad renal crónica está muy avanzada?

a) Se produce una disminución de líquidos en el organismo

b) Se produce un paro cardiaco

c) Se acumulan líquidos y productos de desecho en el organismo

d) Todas las anteriores

e) N.A

II. NUTRICIÓN

6. Cuando una persona padece de enfermedad renal crónica, necesita hacer cambios en su alimentación, como:

a) Limitar los líquidos

b) Consumir una dieta baja en proteína

c) Restringir la sal, el potasio, el fósforo y otros electrolitos

d) Obtener suficientes calorías si está bajando de peso

e) Todas las anteriores

7. ¿Cuál es el propósito de seguir una dieta en pacientes con enfermedad renal crónica?

a) Para que aumenten de peso

b) Para que disminuyan de peso

c) Mantener un equilibrio de electrólitos, minerales y líquido en el organismo

d) Para estar alimentado correctamente

e) N.A.

8. ¿Por qué se le recomienda a un paciente con enfermedad renal crónica no consumir líquidos?

a) Porque ya no tienen sed

b) Porque la diálisis le provee de líquidos

c) Porque disminuye su producción de orina

d) Porque aumenta su producción de orina

e) Ninguna de las anteriores

9. ¿En qué momento un paciente con enfermedad renal debe consumir alimentos ricos en proteínas?

a) Antes de recibir diálisis

b) Durante todo el curso de su enfermedad

c) Después de iniciar la diálisis

d) Nunca debe comer proteínas

e) Antes de recibir el tratamiento

10. Una de las complicaciones de la enfermedad renal es presentar problemas cardiacos, esto se debe al aumento en la sangre de:

a) Calcio

b) Fosforo

c) Agua

d) Potasio

e) proteínas

III. EJERCICIOS

11. ¿Para qué se le recomienda hacer ejercicios a un paciente con enfermedad renal crónica?

a) Para que se relaje

b) Para evitar alteraciones musculares que limiten su capacidad funcional

c) Para que endure sus músculos

d) Para que este más activo

e) N.A.

12. Que síntomas habrá que controlar a un paciente con enfermedad renal mientras hace ejercicio

a) Presión Arterial

b) Color de la piel

c) Agotamiento, cansancio

d) Dolor muscular

e) T.A

13. ¿Por qué es importante que un paciente con enfermedad renal realice ejercicios?

a) Permite estar en forma física adecuada

b) Mejora su digestión

c) A y B

d) Ayuda a mantener adecuadamente las alteraciones metabólicas, cardiovasculares y psicológicas propias de su enfermedad

e) T.A

14. Las caminatas y ejercicios en un paciente con enfermedad renal debe realizarlas en el tiempo de: a) 15 minutos

b) 30 minutos.

c) 60 minutos

d) El tiempo que tolere.

15 ¿Se debe realizar ejercicios en forma gradual y pausada?

a) Sí

b) No

IV. DESCANSO Y SUEÑO

16 Una de los principales problemas producto de la ansiedad de una paciente con enfermedad renal crónica es: a) Gastritis

b) Insomnio

c) Infartos

d) Debilidad corporal

e) T.A

17 ¿Cuántas horas promedio debe dormir durante la noche?

a) De 4 a 5 horas

b) De 7 a 8 horas

c) De 10 a 12 horas

d) De 9 a 10 horas

e) De 12 a 14 horas

18 ¿Qué acciones permiten tener un sueño y descanso adecuado?

a) Leer un libro antes de acostarse

b) Mantener el dormitorio muy iluminado

c) Darse un baño antes de acostarse

d) Comer 30 minutos antes de dormir

e) Escuchar música

Son ciertas:

I. a,b,c II. a,c,d III. a,c,e IV. b,c,d V. Todas

19 ¿Por qué es importante tener un adecuado sueño y descanso?

a) Porque ayuda a mejorar la circulación

b) Porque cura la insuficiencia renal

c) Porque le permite al cuerpo reponer energías

d) Porque ayuda al buen funcionamiento digestivo

e) No es importante dormir

20 ¿Es aconsejable tomar medicamentos para dormir?

a) Sí, todos los días

b) Se puede utilizar según prescripción médica

c) No

d) Tal vez

e) N.A

V. AUTOESTIMA

21 ¿Qué es autoestima?

a) Es quererse a uno mismo y querer a los demás

b) Es la opinión que uno tiene de sí mismo

c) Es querer a los demás

d) Es ponerse en el lugar de otra persona

e) N.A

22 ¿Qué hacer para mejorar el autoestima?

a) Escúchate a ti mismo

b) Convierte lo negativo en positivo

c) Reconoce tus cualidades

d) Acéptate tal como eres

e) Todas las anteriores

23 Una persona que tiene autoestima baja se caracteriza por:

a) Estar deprimida

b) Es insegura en sus actos

c) Es de mente positiva

d) Tienen dificultad para relacionarse

e) Logran lo que se proponen Son ciertas:

I. a,b,e II. a,b,d III. b,d,e IV. c,d,e

V. Todas

24 Una persona que tiene autoestima alta se caracteriza por:

a) Relacionarse mejor con los demás

b) Logran cumplir sus metas

c) Tienen confianza en sí mismos

d) Expresan con mayor facilidad sus emociones

e) Todas

25 Ante una enfermedad, ¿cuál es la respuesta de una persona con autoestima alta?

a) Darse por vencida y dejar que la enfermedad avance

b) Hacer todo lo posible para enfrentar la enfermedad

c) Resignarse aun muerte inminente

d) Dejar el trabajo y las relaciones sociales

e) Alejarse de las personas

VI. ADHERENCIA AL TRATAMIENTO

26 ¿Cuál es la finalidad de recibir tratamiento medicamentoso para la enfermedad renal crónica?

a) Para curarse

b) Para retrasar la progresión de la enfermedad

c) No tiene finalidad el tratamiento

d) Por reglas del hospital

e) N.A

27 ¿Porque cree usted es importante recibir el tratamiento de anemia?

a) Para mejorar la hemoglobina

b) Mejora el apetito

c) Ayuda a la digestión y no produce estreñimiento

d) Tratamiento que permite eliminar los desechos del organismo

e) Todas.

28 Los medicamentos siguientes enalapril, insulina, captopril, glidiabet, valsartan son indicados para tratamiento de :

a) Anemia

b) hipertensión

c) osteoporosis

d) diabetes

e) b y d

29 ¿Qué signos y síntomas se considera de alarma en un paciente que padece enfermedad renal?

a) Peso diario

b) Presión arterial y pulso

c) Signos de infección urinaria

d) Ninguna.

e) Todas.

30 ¿Cree usted que los pacientes con enfermedad renal deben preguntar sobre la evolución de su enfermedad?, señale con una aspa:

a) No es necesario preguntar

b) Si ,para su cuidado

c) Tal vez

d) Es mejor leer un libro

e) b y d.

RESPUESTAS CORRECTAS AL TEST

FUNCIONAMIENTO RENAL	
Nº PREGUNTA	ALTERNATIVA CORRECTA
1	II
2	D
3	C
4	A
5	D
NUTRICIÓN	
Nº PREGUNTA	ALTERNATIVA CORRECTA
6	e
7	c
8	e
9	c
10	d
EJERCICIOS	
Nº PREGUNTA	ALTERNATIVA CORRECTA
11	b
12	e
13	d
14	d
15	a
DESCANSO Y SUEÑO	
Nº PREGUNTA	ALTERNATIVA CORRECTA

16	b
17	a
18	III
19	c
20	b
AUTOESTIMA	
Nº PREGUNTA	**ALTERNATIVA CORRECTA**
21	a
22	e
23	II
24	e
25	b
ADHERENCIA AL TRATAMIENTO	
Nº PREGUNTA	**ALTERNATIVA CORRECTA**
26	b
27	a
28	e
29	b
30	b

ANEXO 2

PROGRAMA EDUCATIVO: ME CUIDO EN PREDIALISIS

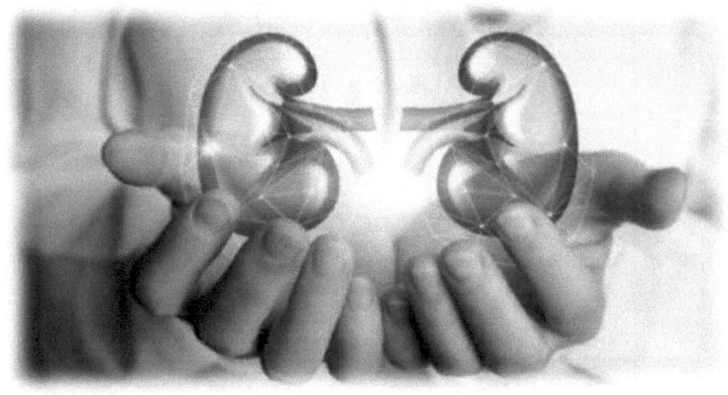

UNIDAD DE HEMODIALISIS

HOSPITAL VICTOR LAZARTE ECHEGARAY

ESSALUD

I. INTRODUCCIÓN

El aumento de las enfermedades crónicas es uno de los cambios más significativos del perfil epidemiológico mundial. Entre estas se encuentra la Enfermedad Renal Crónica definida como una situación clínica derivada de la pérdida permanente con carácter progresivo de la función renal a la que puede llegarse por múltiples causas, tanto de carácter congénito como adquiridas y puede evolucionar a Enfermedad Renal Crónica Terminal, última etapa de la insuficiencia renal que ocurre cuando se conserva menos del 10% de la función de las nefronas; constituyéndose así un problema de salud pública, con una incidencia y prevalencia creciente y pronóstico pobre.

A nivel mundial, la ERC y la ERCT está teniendo una tendencia creciente en los países de ingresos bajos y medios, debido a que sus causas principales residen en trastornos de alta prevalencia como el envejecimiento, la hipertensión arterial y la diabetes mellitus. En el Perú aproximadamente 300 mil personas padecen de ERC, mientras que la prevalencia de la ERCT estaría cerca a los 9,000 pacientes por año que requieren diálisis y/o trasplante renal. Asimismo, se calcula que más de dos millones y medio de personas se encuentran en riesgo de contraer la enfermedad.

La Sociedad Peruana Nefrológica (2009), refieren que por ser una dolencia silenciosa la Enfermedad Renal Crónica (ERC) casi siempre es diagnosticada en etapa avanzada, es decir cuando los riñones han perdido más del 70% de su funcionalidad. Cuando la pérdida de la función renal supera el 85% (etapa terminal), el paciente requiere necesariamente de terapia de sustitución para seguir con vida. La esperanza de vida en pacientes con ERC es variable.

En las etapas prediálisis, al igual que cuando ya el paciente está en diálisis, el principal factor de mortalidad es la enfermedad cardiovascular (infarto cardiaco o derrame cerebrovascular). En la etapa de insuficiencia renal terminal, si el paciente no tiene acceso a diálisis o trasplante renal fallece irremediablemente. Esta enfermedad se presenta con mayor frecuencia en personas mayores de 40 años debido principalmente a problemas de diabetes e hipertensión arterial (presión alta), pero también se da en niños por causas urológicas o glomerulonefritis (Sociedad Peruana Nefrológica, 2009).

En la ciudad de Trujillo – La Libertad, se tiene como antecedentes que de pacientes con enfermedad renal crónica (ERC) el 32.69% de la población no tuvieron antecedentes familiares, en tanto que 29.2% tuvo antecedentes familiares de hipertensión arterial (HTA), 16.3% antecedente de diabetes mellitus tipo II (DMII) y 11.31% de ambas patologías, 1.78% de ERC + HTA, y 1.47% de ERC + DMII. Los antecedentes personales fueron obesidad, el uso de AINES y tabaquismo. El diagnóstico más frecuente fue HTA con 71.18% seguido de DMII con 16,57%; y 12,25% con ambas patologías. La prevalencia de ERC en la población estudiada fue de 37%, predominando el estadio 3 (41%) y el estadio 2 (34%) (Goicochea & Chian, 2008).

Cuando las funciones del riñón son malas o se llega a la insuficiencia renal crónica es necesario realizar *terapias de reemplazo renal* como: hemodiálisis, diálisis peritoneal que se constituyen en un riñón artificial así como el trasplante renal. El objetivo es preservar la función del riñón y mantener la homeostasia. Tanto la hemodiálisis como la diálisis peritoneal son eficaces en el tratamiento de la insuficiencia renal (De Francisco & Otero, 2013).

Los autores anteriores, refieren que la hemodiálisis consiste en una técnica extracorpórea que requiere un sistema cerrado de circulación provisto de un sistema de conducción para impulsar la sangre entre el cuerpo y un filtro de diálisis, allí se extrae de la sangre toxinas urémicas y se corrigen las alteraciones hidroelectrolíticas. La indicación principal es la insuficiencia renal crónica, además la diálisis se inicia profilácticamente en pacientes con daño renal agudo, cuando el nivel de nitrógeno ureico plasmático (BUN, por su sigla en inglés), alcanza los 100 mg/dl. En la enfermedad renal crónica, la hemodiálisis y diálisis peritoneal debería iniciarse de un modo electivo cuando la aclaración de creatinina cae por debajo de 10 ml/min/1,73 m^2.

II. JUSTIFICACIÓN:

La educación a los pacientes con ERC, es el proceso de proveer oportunidades de aprendizaje para que los pacientes y sus familiares aumenten el conocimiento de la enfermedad, mejoren las habilidades en las tareas relacionadas con el tratamiento y desarrollen mecanismos de enfrentamiento

En la Unidad de Hemodiálisis atendemos diariamente pacientes con ERC estadio 3 y 4 sometidos a tratamiento de Pre diálisis, siendo necesario que los pacientes adquieran y/o afiancen conocimientos relacionados con la enfermedad. La necesidad de educación es indispensable para generar cambios de conductas que permitan lograr una mejor calidad de vida y adherencia al tratamiento.

Debido a las características del paciente que acude al programa de Pre Diálisis, el tiempo que permanece el paciente en la unidad es oportuno, en este período la enfermera y/o el equipo de salud dispone de un mayor número de oportunidades para compartir los conocimientos necesarios para mejorar o cambiar la conducta de los pacientes y de su familia frente a las demandas de tratamiento.

III. OBJETIVOS:

❖ OBJETIVO GENERAL

- Mejorar, aumentar y mantener la adherencia de los pacientes en tratamiento de hemodiálisis, impartiendo conocimientos relacionados con el tratamiento y su enfermedad.

❖ OBJETIVOS ESPECIFICOS

- Concientizar a pacientes y familiares sobre la Enfermedad Renal Crónica.

- Reducir mediante capacitaciones apropiadas y oportunas las complicaciones de la Enfermedad Renal Crónica.

- Mejorar la calidad de vida de los pacientes con Enfermedad Renal Crónica en Prediálisis.

IV. GRUPO BENEFICIARIO:

Pacientes del Hospital Víctor Lazarte Echegaray en tratamiento de Prediálisis, que participan en el trabajo de investigación.

V. FECHA Y LUGAR DE REALIZACIÓN:

a. Fecha de inicio:30/05/18

b. Fecha de término:30/08/18

Los temas se desarrollaron en la Sala de Consejería de la Unidad de Hemodiálisis del Hospital Víctor Lazarte Echegaray.

VI. RECURSOS DEL PROGRAMA EDUCATIVO:

a. HUMANOS:

- Autoras de la investigación
- Nutricionista
- Psicólogo
- Médicos especialistas

b. MATERIALES:

- Rotafolio
- Trípticos

c. INSTITUCIONALES:

- Hospital Víctor Lazarte Echegaray (ESSALUD-Trujillo)

METODOLOGÍA:

- Demostraciones - re demostraciones
- Charlas educativas

VII. CONTENIDOS A DESARROLLAR EN EL PROGRAMA:

b. INSUFICIENCIA RENAL CRONICA:

- Definición

- Causas
- Factores de riesgo
- Tratamientos alternativos
- Tratamiento farmacológico.
- Cuidados de acceso vascular.
- Complicaciones.

g. NUTRICIÓN:

- Concepto e importancia de tener una buena nutrición
- Conocer alimentos que protejan al riñón
- Ejemplos de dietas balanceadas
- Saber que alimentos son nutritivos

h. EJERCICIOS:

- Concepto e importancia
- Beneficios de la actividad física
- Recomendaciones
- Tipos de ejercicios

i. DESCANSO Y SUEÑO:

- Concepto e importancia
- Técnicas para el sueño y descanso adecuado
- Horas de descanso y sueño

j. AUTOESTIMA:

- Concepto - Importancia
- Acciones para mantener la autoestima

k. ADHERENCIA AL TRATAMIENTO FARMACOLOGICO:

- Conocer la importancia del tratamiento para enlentecer su ingreso a diálisis.
- Consultas médicas en fechas indicadas para no interrumpir el tratamiento.
- Importancia de acudir a recibir dosis de tratamiento de anemia.

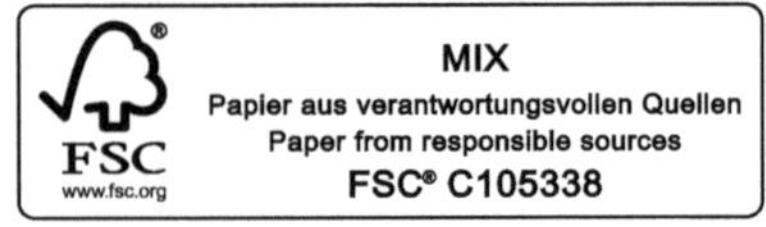

Printed by Books on Demand GmbH, Norderstedt / Germany